MEDITACIÓN ACTIVA CAMINANDO PARA PRINCIPIANTES

ELIMINA LA ANSIEDAD, AUMENTA TU AUTOESTIMA, MEJORA TU RELAJACIÓN ANTES DE DORMIR, ABUNDANCIA ESPIRITUAL

Jorge O. Chiesa

Primera Edición

Índice

Introducción: Meditación al caminar

En este método de meditación, usted será capaz de adquirir no sólo el conocimiento básico sobre la meditación al caminar, sino un poder extremo para elevarse a sí mismo y a su experiencia y sensación interior más allá de la tradición y la definición.

La meditación al caminar se entiende generalmente como una forma de aliviar el estrés en las piernas. Aunque tiene este efecto, no es el único significado de kinhin.

Al sentarse, las piernas pueden adormecerse o "dormirse". Esto no significa que la circulación sea mala, sino todo lo contrario. Hay un viejo dicho en el Zen: *"Un fuego que comienza en los dedos de los pies y consume todo tu cuerpo*", este es el significado de este adormecimiento. La cosa más pequeña - incluso las piernas que se van a dormir - es un tema de investigación en nuestro entrenamiento Zen.

Una antigua pregunta dice: "*¿Puedes hacer que tu cuerpo esté tan blando como el de un bebé?*" Cuando sus piernas y pies estén entumecidos, notará que sus tobillos generalmente son flexibles. Una vez, cuando estaba teniendo un Dokusan privado con mi maestro Zen, el difunto Reverendo Dr. Soyu Matsuoka-roshi, Arzobispo de Soto Zen Norteamérica, que consistía en dos sesiones normales de una hora con Kinhin y sin hablar - ambas piernas se habían ido completamente a dormir por el gong final. Cuando me agacho, ambos pies estaban zumbando en mis calcetines. Mientras caminaba hacia el altar, los dedos de mi pie derecho se arrastraron sobre la alfombra, y se doblaron hacia abajo hasta donde yo estaba parcialmente parado en la parte superior de mi pie. ¡Casi me caigo! Sensei me atrapó. Me despertó el pie, pero no me dolió.

Kinhin es la extensión de la quietud de zazen en la acción de caminar. En su mente, usted debe esforzarse por eliminar cualquier distinción entre los dos - son más parecidos que diferentes.

Hay un famoso dicho Zen, "Quietud en Acción - Acción en Quietud". Tenemos esta caligrafía del difunto Reverendo Dr. Soyu Matsuoka-roshi de esta expresión. También dice: "El Silencio es Trueno - Mokurai". Este es el significado más esencial de la meditación al caminar - trae la fuerza de la meditación al acto diario de caminar.

También simboliza el hecho de que el Buda camine alrededor del árbol de bodhi después de su Iluminación. Así que también representa tu "vagar por el mundo de la iluminación", en palabras de Dogen-Zenji, el fundador del Budismo

Soto Zen, por primera vez.

¿Cómo meditar mientras caminá?

El lugar donde el Señor Buda hizo meditación caminando en Bodhgaya después de su Iluminación aún existe hasta el día de hoy. Su camino era de diecisiete pasos de largo. En estos días los Monjes del Bosque tienden a hacer sus senderos de meditación mucho más largos - hasta treinta pasos de largo. El principiante puede encontrar treinta pasos demasiado largos porque su atención todavía no se ha desarrollado. Cuando llegas al final del camino, tu mente puede haber estado "alrededor del mundo y de regreso". Recuerde, caminar es una postura estimulante, e inicialmente la mente tiende a vagar mucho. Normalmente es mejor para los principiantes empezar por un camino más corto; quince pasos sería una buena longitud.

Si haces una meditación al aire libre, busca un lugar apartado donde no te distraigas ni te molestes. Es bueno encontrar un sendero ligeramente cerrado. Puede ser una distracción caminar en un área abierta donde hay una vista, ya que es posible que la mente se sienta atraída por el paisaje. Si el camino está cerrado, tiende a llevar la mente hacia adentro, hacia uno mismo y hacia la paz. Un espacio cerrado es especialmente adecuado para personalidades especulativas a las que les gusta pensar mucho; ayuda a calmar sus mentes.

➢ *Preparar el cuerpo y la mente*

Una vez que haya elegido un camino adecuado, párese en un extremo. Párese erguido. Ponga la mano derecha sobre la izquierda delante de usted. No camines con las manos detrás de la espalda. Un maestro de meditación que visitó el monasterio donde me alojaba una vez comentó cuando vio a uno de los invitados caminando arriba y abajo con las manos detrás de la espalda: "No está caminando en meditación; va a dar un paseo". Al colocar las manos delante, crea una clara determinación de enfocar la mente en la meditación de caminar, para diferenciarse de -sólo caminar.‖

La práctica es en primer lugar desarrollar samādhi, una palabra Pali que significa enfocar la mente, desarrollar la mente a uno - la puntería por grados graduales de atención y concentración. Para enfocar la mente, uno tiene que ser diligente y determinado. Esto requiere un grado de compostura tanto física como mental. Uno comienza por componerse a sí mismo agarrando las manos por delante. Componer el cuerpo ayuda a componer la mente. Habiendo así compuesto el cuerpo, uno debería entonces quedarse quieto y traer conciencia y atención al cuerpo. Entonces levanten sus manos juntas en anjali, un gesto de respeto, y con los ojos cerrados reflexionen por unos minutos sobre las cualidades del Buda, el Dhamma y la Saṅgha.

Contempla haberte refugiado en el Buda, el Sabio, Aquel que conoce y Ve, el Despierto, el Plenamente Iluminado. Reflexiona en tu corazón sobre las cualidades del Buda por unos minutos. Entonces recuerda el Dhamma-la Verdad que te esfuerzas por realizar en el camino de la meditación andante. Finalmente, traigan a la mente el Saṅgha, especialmente aquellos completamente Iluminados que han realizado la Verdad cultivando la meditación.

Luego baje las manos delante de usted y haga una determinación mental de cuánto tiempo va a "meditar caminando", ya sea media hora, una hora o más. Por mucho tiempo que usted decida caminar, adhiérase a él. De esta manera estás nutriendo la mente en esa etapa inicial de la meditación con entusiasmo, inspiración y confianza.

Los grandes beneficios de la meditación activa

El Buda habló de los cinco beneficios de la meditación caminando. En el orden en que las enumeró en este Sutta, son las siguientes: la meditación al caminar desarrolla resistencia para caminar largas distancias; es buena para esforzarse; es saludable; es buena para la digestión después de una comida, y la concentración obtenida de la meditación al caminar dura mucho tiempo.

El primer beneficio de la meditación al caminar es que conduce a la resistencia en las distancias de caminata. Esto fue particularmente importante en la época del Buda, cuando la mayoría de la gente viajaba a pie. El mismo Buda iba regularmente de un lugar a otro, caminando hasta dieciséis kilómetros al día. Así que recomendó que la meditación al caminar se usara como una forma de desarrollar la aptitud física y la resistencia para caminar largas distancias. Los monjes del bosque en estos días siguen vagando; en tailandés se le llama tudong. Ellos toman sus tazones y túnicas y caminan, buscando lugares apartados para meditar. En preparación para deambular, aumentan progresivamente la cantidad de meditación al caminar para desarrollar su estado físico y resistencia. Aumentan el número de horas de meditación caminando al día a por lo menos cinco o seis horas.

➢ *El esfuerzo*

El esfuerzo, especialmente para superar la somnolencia, es el segundo beneficio. Mientras practican la meditación sentados, los meditadores pueden caer en estados tranquilos, pero si están "demasiado tranquilos", pueden empezar a dormirse. Sin atención y conciencia, la meditación, aunque se sienta pacífica, puede convertirse en torpeza porque ha sido superada por la pereza y el letargo. Hacer meditación caminando puede contrarrestar esta tendencia.

Ajahn Chah solía recomendarnos que una vez a la semana nos quedáramos despiertos toda la noche, sentados y haciendo meditación caminando durante toda la noche. Tendíamos a tener mucho sueño alrededor de una o dos de la mañana, así que Ajahn Chah recomendó que hiciéramos la meditación caminando hacia atrás para superar la somnolencia. ¡No te duermes caminando hacia atrás! Una vez en el Monasterio Bodhinyana en Australia Occidental, salí temprano una mañana, alrededor de las cinco de la mañana, para hacer un poco de meditación a pie y vi a un laico, que se estaba quedando para el Retiro de las Lluvias en el monasterio, haciendo meditación a pie arriba y abajo a lo largo de la parte superior de la pared de seis pies de alto frente al monasterio. Al poner gran esfuerzo en estar atento a cada paso, estaba superando la somnolencia al desarrollar un elevado sentido de alerta, esfuerzo y celo.

➤ *La salud*

El Buda dijo que la meditación caminando conduce a la buena salud. Esta es la tercera ventaja. Todos somos conscientes de que caminar se considera una muy buena forma de ejercicio. Hoy en día, incluso oímos hablar de "power walking". Bueno, estamos hablando aquí de "meditación de poder", desarrollando la meditación de caminar como un ejercicio tanto físico como mental. Pero para obtener ambos beneficios, tenemos que concienciar al proceso de caminar, en lugar de simplemente caminar y dejar que la mente se aleje pensando en otras cosas.

➤ *La digestión*

El cuarto beneficio de la meditación al caminar es que es bueno para la digestión. Esto es particularmente importante para los monjes que comen una comida al día. Después de una comida, la sangre va al estómago y se aleja del cerebro. Así uno puede sentirse somnoliento. Los monjes del bosque subrayan que después de una comida hay que hacer unas horas de meditación caminando, porque caminar arriba y abajo ayuda a la digestión. Para los meditadores laicos también, si han tenido una comida pesada, en lugar de ir a la cama, salgan y hagan una hora de meditación caminando. Ayudará con el bienestar físico y proporcionará una oportunidad para cultivar la mente.

➢ *La concentración*

El quinto beneficio importante de la meditación al caminar es que la concentración que surge de la meditación al caminar se mantiene por mucho tiempo. La postura de caminar es una postura meditativa relativamente tosca o compleja comparada con la de sentarse.

Mientras se está sentado, es fácil mantener la postura. Tenemos los ojos cerrados, por lo que no hay estímulos sensoriales visuales, y no estamos involucrados en ningún movimiento corporal.

Por lo tanto, sentarse, en comparación con caminar, es una postura más simple en términos de las actividades involucradas. Lo mismo es cierto para estar de pie y acostado, porque no hay movimiento. Si uno ha desarrollado concentración sólo en la postura de sentado, cuando uno se levanta de esa posición y comienza con movimientos corporales como caminar, es más difícil mantener ese estado de concentración. Esto se debe a que uno se está moviendo de un estado refinado a un estado más tosco. Mientras caminamos hay mucha más información sensorial.

Estamos mirando hacia donde vamos; por lo tanto, hay una entrada visual. También hay un aporte sensorial del movimiento del cuerpo. Por lo tanto, si podemos concentrar la mente mientras caminamos y recibimos todos estos estímulos sensoriales, entonces cuando cambiamos de esa postura a una más simple, la concentración se vuelve más fácil de mantener. Es decir, cuando nos sentamos, la fuerza de la mente y el poder de esa concentración se transmite fácilmente a esta postura. Por lo tanto, la meditación al caminar puede ayudar a desarrollar la fuerza y la claridad de la mente, y una concentración que puede llevar a otras posturas de meditación menos activas.

Meditación caminando...

La mayoría de la gente en Occidente asocia la meditación con sentarse en silencio. Pero las enseñanzas budistas tradicionales identifican cuatro posturas de meditación: sentarse, caminar, pararse y acostarse. Los cuatro son medios válidos para cultivar una conciencia tranquila y clara del momento presente. La postura de meditación más común después de sentarse es caminar. En los centros de meditación y monasterios, a menudo se construyen salas interiores y senderos al aire libre para la meditación a pie. En los retiros de meditación, la meditación regular al caminar es una parte integral del programa. En la práctica fuera de los retiros, algunas personas incluirán caminar como parte de su práctica diaria de meditación, por ejemplo, diez o veinte minutos de caminata antes de sentarse, o meditación caminando en lugar de sentarse.

La meditación caminando trae una serie de beneficios además del cultivo de la atención plena. Puede ser una forma útil de aumentar la concentración, tal vez en apoyo de la práctica de sentarse. Cuando estamos cansados o perezosos, caminar puede ser vigorizante. Las sensaciones de caminar pueden ser más convincentes que las sensaciones más sutiles de respirar mientras se está sentado. Caminar puede ser muy útil después de una comida, al despertar del sueño o después de un largo período de meditación sentada. En momentos de emociones fuertes o estrés, la meditación al caminar puede ser más relajante que sentarse. Un beneficio adicional es que, cuando se realiza durante períodos prolongados, la meditación caminando puede aumentar la fuerza y la resistencia. La gente tiene una variedad de actitudes hacia la meditación al caminar. Algunos se lo toman con facilidad y lo encuentran una delicia. Para muchos otros, la apreciación de esta forma de meditación lleva algún tiempo; es un "gusto adquirido". Sin embargo, otros ven sus beneficios y hacen meditación caminando a pesar de que no tienen mucho gusto por ello.

Para hacer meditación formal al caminar, encuentre un sendero de aproximadamente 30 a 40 pies de largo, y simplemente camine de un lado a otro. Cuando llegues al final de tu camino, detente completamente, da la vuelta, detente de nuevo y luego comienza de nuevo. Mantenga los ojos hacia abajo sin mirar nada en particular. A algunas personas les resulta útil mantener los párpados medio cerrados. Nos estresamos caminando de un lado a otro por un solo camino en lugar de vagar por ahí porque de otra manera parte de la mente tendría que negociar el camino. Se requiere un cierto esfuerzo mental para, digamos, evitar una silla o caminar sobre una roca.

Cuando caminas de un lado a otro, muy pronto conoces la ruta y la parte de la mente que resuelve problemas puede ser puesta a descansar.

Caminar en círculo es una técnica que a veces se utiliza, pero la desventaja es que la continuidad de un círculo puede ocultar una mente errante. Caminando de un lado a otro, la pequeña interrupción cuando te detienes al final de tu camino puede ayudar a captar tu atención si ha deambulado. A medida que camina de un lado a otro, encuentre un ritmo que le dé una sensación de facilidad. Generalmente aconsejo caminar más despacio de lo normal, pero el ritmo puede variar. El caminar rápido puede traer una mayor sensación de facilidad cuando usted está agitado. O caminar rápido puede ser apropiado cuando tiene sueño. Cuando la mente está calmada y alerta, caminar despacio puede parecer más natural. Su velocidad puede cambiar durante un período de meditación al caminar.

Vea si puede sentir el ritmo que lo mantiene más íntimo y atento a la experiencia física de caminar. Después de que haya encontrado un ritmo de tranquilidad, deje que su atención se asiente en el cuerpo. A veces me resulta relajante pensar en dejar que mi cuerpo me lleve a dar un paseo. Una vez que se sienta conectado al cuerpo, deje que su atención se asiente en sus pies y en la parte inferior de sus piernas. En la meditación sentada, es común utilizar las sensaciones alternantes de inhalar y exhalar como un "ancla" que nos mantiene en el presente. En la meditación al caminar, el enfoque está en el paso alternado de los pies.

Con su atención en las piernas y los pies, sienta las sensaciones de cada paso. Sienta las piernas y los pies tensos mientras levanta la pierna. Sienta el movimiento de la pierna mientras se balancea en el aire. Siente el contacto del pie con el suelo. No existe una experiencia "correcta". Sólo tienes que ver cómo se siente la experiencia para ti. Cada vez que notes que la mente ha deambulado, devuélvela a las sensaciones de los pies que caminan. Tener una idea del ritmo de los pasos puede ayudar a mantener una continuidad de conciencia.

Como ayuda para mantenerse presente, usted puede usar una etiqueta mental silenciosa para sus pasos mientras camina. La etiqueta puede ser "paso, paso" o "izquierda, derecha". Etiquetar ocupa la mente pensante con una forma rudimentaria de pensamiento, por lo que es menos probable que la mente se aleje. El etiquetado también apunta a la mente hacia lo que se quiere observar. Notar el "paso" le ayuda a notar los pies.

Si después de un rato te das cuenta de que estás diciendo "derecha" para el pie izquierdo e "izquierda" para el pie derecho, sabes que tu atención se ha perdido. Cuando camine más despacio, puede intentar dividir cada paso en fases y utilizar las etiquetas tradicionales "levantar, colocar". Para caminar muy despacio, puede utilizar las etiquetas "levantar, mover y colocar".

Trate de dedicar su atención a las sensaciones de caminar y deje ir todo lo demás. Si surgen emociones o pensamientos poderosos y llaman su atención lejos de las sensaciones de caminar, a menudo es útil dejar de caminar y atenderlos. Cuando ya no son convincentes, puedes volver a la meditación de caminar. También es posible que encuentre algo hermoso o interesante que le llame la atención mientras camina. Si no puedes soltarlo, deja de caminar y haz la meditación de "buscar". Continúe caminando cuando haya terminado de mirar.

Algunas personas encuentran que sus mentes son más activas o distraíbles al caminar que al sentarse a meditar. Esto puede deberse a que caminar es más activo y los ojos están abiertos. Si es así, no se desanime y no piense que caminar es menos útil. De hecho, puede ser más útil aprender a practicar con tu mente más cotidiana. Puedes entrenar tu mente para estar presente cada vez que camines. Algunas personas eligen actividades específicas en sus rutinas diarias para practicar la meditación caminando, como caminar por un pasillo en casa o en el trabajo, o desde su auto hasta su lugar de trabajo.

En nuestra vida diaria, pasamos más tiempo caminando que sentados tranquilamente con los ojos cerrados. La meditación caminando puede servir como un puente poderoso entre la práctica de la meditación y la vida diaria, ayudándonos a estar más presentes, atentos y concentrados en las actividades ordinarias. Puede reconectarnos a la simplicidad del ser y a la vigilia que viene de él.

Los objetos de la meditación

El Buda enseñó cuarenta objetos de meditación diferentes, muchos de los cuales pueden ser usados en el sendero. Sin embargo, algunos son más adecuados que otros. Discutiré aquí algunos de estos objetos de meditación, comenzando por los que se utilizan con más frecuencia.

El primer método es la conciencia de la postura al caminar. Mientras camina, ponga toda su atención en las plantas de los pies, en las sensaciones y sentimientos que surgen y desaparecen. A medida que camine, el sentimiento cambiará. A medida que el pie se eleva y vuelve a entrar en contacto con el camino, surge un nuevo sentimiento. Sea consciente de esta sensación en la planta del pie. Una vez más, a medida que el pie se eleva, note mentalmente la nueva sensación a medida que surge. Cuando usted levanta cada pie y lo coloca hacia abajo, conozca las sensaciones que siente. En cada nuevo paso, se experimentan ciertos sentimientos nuevos y los viejos dejan de existir. Estos deben ser conocidos con atención. Con cada paso hay un nuevo sentimiento experimentado: sentimiento que surge, sentimiento que desaparece; sentimiento que surge, sentimiento que desaparece.

Con este método, ponemos atención a la sensación de caminar en sí misma, a cada paso que damos, en el sitio vedanā (sensaciones agradables, desagradables o neutras). Somos conscientes de cualquier tipo de vedanā que surja en las plantas de los pies. Cuando nos ponemos de pie, hay una sensación, una sensación, del contacto con el suelo. Este contacto puede producir dolor, calor u otras sensaciones. Ponemos nuestra atención atenta en esos sentimientos, conociéndolos completamente. Al levantar el pie para dar un paso, la sensación cambia tan pronto como el pie pierde contacto con el suelo. Cuando colocamos ese pie hacia abajo, de nuevo surge una nueva sensación cuando el pie entra en contacto con el suelo. A medida que caminamos, los sentimientos cambian constantemente y surgen de nuevo. Observamos con atención que esto surge y desaparece a medida que las plantas de los pies se levantan o tocan el suelo. De esta manera mantenemos toda nuestra atención sólo en las sensaciones que surgen al caminar.

¿Alguna vez te has dado cuenta antes de las sensaciones en los pies mientras caminas? Ocurren cada vez que caminamos, pero tendemos a no notar estas cosas sutiles en la vida. Cuando caminamos, nuestras mentes tienden a estar en otro lugar. La meditación caminando es una manera de simplificar lo que estamos haciendo cuando lo estamos haciendo. Estamos trayendo la mente al "aquí y ahora", siendo "uno con el caminar al caminar". Estamos simplificando todo, tranquilizando la mente simplemente conociendo el sentimiento a medida que éste se va presentando y falleciendo.

Es importante recordar que cuando se camina hay que mantener los ojos hacia abajo a un metro y medio por delante. No mires a tu alrededor distraído por esto o aquello. Mantenga la conciencia sobre la sensación en las plantas de los pies, y de esta manera, desarrolle la atención enfocada, y el conocimiento claro de caminar mientras camina. ¿Qué tan rápido debe caminar? Ajahn Chah recomendó caminar con naturalidad, no demasiado lento ni demasiado rápido. Si caminas rápido, puede que te resulte muy difícil concentrarte en la sensación de que el sentimiento surge y desaparece. Es posible que tenga que ir más despacio. Por otro lado, algunas personas pueden necesitar acelerar. Tienes que encontrar tu propio ritmo, lo que funcione para ti. Usted puede comenzar lentamente al principio y luego gradualmente llegar a su ritmo normal de caminar.

Si tu atención es débil (lo que significa que tu mente vaga mucho), entonces camina muy lentamente hasta que puedas permanecer en el momento presente de cada paso. Empieza por establecer la atención al principio del camino. Cuando llegas en medio del camino, y luego te preguntas mentalmente: "¿Dónde está mi mente? ¿Está en la sensación en las plantas de los pies? ¿Conozco el contacto aquí y ahora, en este momento?" Si la mente se ha alejado, entonces devuélvela a las sensaciones en los pies de nuevo y continúa caminando. Cuando llegues al final del camino, date la vuelta lentamente y restablece tu atención. ¿Dónde está la mente? ¿Se ha alejado? ¿Conoce la sensación en las plantas de los pies? La mente tiende a vagar por otros lugares persiguiendo pensamientos de: ansiedad, miedo, felicidad, tristeza, preocupaciones, dudas, placeres, frustraciones y todos los demás pensamientos que puedan surgir. Si la atención al objeto de meditación no está presente, restablece la mente en el simple acto de caminar, y luego comienza a caminar de regreso al otro extremo del sendero.

Cuando llegues a la mitad del camino, nota de nuevo: "Ahora estoy en el medio del camino" y comprueba si la mente está con el objeto. Entonces, una vez que llegues al final del camino, anota mentalmente: "¿Dónde está la mente?". De esta manera, caminas hacia adelante y hacia atrás consciente de los sentimientos que surgen y desaparecen. Mientras caminas, reestablece constantemente tu atención, atrayendo la mente hacia atrás, atrayéndola hacia adentro, volviéndola consciente, conociendo el sentimiento en cada momento a medida que se va presentando y falleciendo.

A medida que se mantiene atento a las sensaciones y sentimientos en las plantas de los pies, se dará cuenta de que la mente se distrae menos. La mente se vuelve menos inclinada a salir a las cosas que están sucediendo a tu alrededor. Te calmas más. La mente se vuelve tranquila cuando se asienta. Una vez que la mente esté calmada y tranquila, entonces usted encontrará que caminar se convierte en una actividad demasiado tosca para esta cualidad de la mente. Sólo querrás estar quieto. Así que detente y párate para permitir que la mente experimente esta calma y tranquilidad.

Caminar implica la voluntad mental de moverse, y tu mente puede estar demasiado concentrada en el objeto de meditación como para moverse. Continúe la práctica de pie. La meditación tiene que ver con el trabajo de la mente, no con una postura en particular. La postura física es sólo un medio conveniente para mejorar el trabajo de la mente. Esta calma y tranquilidad se conoce como passaddhi; es uno de los factores de la Ilustración. La concentración y la tranquilidad trabajan conjuntamente con la atención; combinados con los factores de energía, la investigación del Dhamma, la alegría y la ecuanimidad, forman los "Siete Factores de la Iluminación". Cuando en la meditación la mente está tranquila, entonces, debido a esa tranquilidad, surgirá un sentido de alegría, éxtasis y bienaventuranza. El Buda dijo que la dicha de la paz es la felicidad más alta. Una mente concentrada experimenta esa paz, y esta paz puede ser experimentada en nuestras vidas. Habiendo desarrollado la práctica de la meditación caminando en un contexto formal, entonces cuando caminamos en nuestra vida diaria yendo a las tiendas, caminando de una habitación a otra, podemos usar esta actividad de caminar como meditación. Podemos ser conscientes simplemente de caminar, simplemente de estar en ese proceso. Nuestras mentes pueden estar tranquilas y en paz. Esta es una forma de desarrollar la concentración y la tranquilidad en nuestra vida diaria.

Si mientras hace meditación sentada, la mente se tranquiliza con un cierto objeto de meditación, entonces puedes usar ese mismo objeto en la meditación caminante. Sin embargo, con algunos objetos sutiles de meditación, como la respiración, la mente debe haber alcanzado un cierto grado de estabilidad en esa calma primero. Si la mente aún no está tranquila y comienzas a caminar meditando enfocando la atención en la respiración, será difícil, ya que la respiración es un objeto muy sutil. Generalmente es mejor comenzar con un objeto más tosco de meditación, como las sensaciones de los sentimientos que surgen en los pies. Hay muchos objetos de meditación que se transfieren bien de la postura de sentarse a la de caminar: por ejemplo, los Cuatro de la Morada Divina: Amabilidad amorosa, Compasión, Alegría Apreciativa y Equanimidad.

A medida que avanzas y avanzas, desarrollas los pensamientos expansivos basados en la bondad amorosa: "Que todos los seres sean felices, que todos los seres estén en paz, que todos los seres estén libres de todo sufrimiento". Puedes usar la postura de caminar como complemento a sentarte, desarrollando la meditación sobre el mismo objeto pero en una postura diferente.

Conclusión: Elegir un mantra

Si mientras caminas en la meditación te encuentras con que te estás adormeciendo, activa la mente, en lugar de calmarla, con un mantra para que esté más enfocada y despierta. Usa un mantra como Buddho, repitiéndote la palabra en voz baja una y otra vez. Si la mente todavía deambula, entonces empieza a decir Buddho muy rápidamente, y camina arriba y abajo muy rápido. Mientras caminas, recita Buddho, Buddho, Buddho, Buddho. De esta manera, su mente puede enfocarse muy rápidamente. Permítanme contarles una historia que ilustra la eficacia de un mantra. Cuando Tan Ajahn Mun, el famoso maestro de meditación del bosque, vivía en el norte de Tailandia, las tribus de las colinas de la zona no sabían nada sobre los monjes de meditación. Sin embargo, la gente de la tribu de las colinas es muy inquisitiva. Cuando lo vieron caminando arriba y abajo en su camino, lo siguieron en fila. Cuando se dio la vuelta al final del camino, todo el pueblo estaba allí de pie.

Se habían dado cuenta de que caminaba de un lado a otro con los ojos hacia abajo y habían asumido que estaba buscando algo. Ellos preguntaron: "¿Qué está buscando, Venerable Señor? ¿Podemos ayudarte a encontrarlo?" Contestó hábilmente: "Busco a Buda, el Buda del corazón. Puedes ayudarme a encontrarlo caminando arriba y abajo por tus propios caminos buscando al Buda". Con esta simple y hermosa instrucción, muchos de esos aldeanos comenzaron a meditar, y Tan Ajahn Mun dijo que obtuvieron resultados maravillosos.

➤ *Contemplación de la forma en que son las cosas*

La investigación del Dhamma es uno de los Factores de la Iluminación. Contemplar las enseñanzas y las leyes de la naturaleza puede ser empleado mientras se camina por el camino de la meditación. Esto no significa que uno piense o especule al azar. Más bien, es la reflexión y contemplación constante de la Verdad, el Dhamma.

➤ *Investigación de la impermanencia*

Por ejemplo, uno puede contemplar la Impermanencia observando el proceso de cambio, y viendo cómo todas las cosas están sujetas al cambio. Uno desarrolla una percepción clara del surgimiento y el fallecimiento de toda experiencia. La "Vida" es un proceso continuo de surgir y morir, y toda experiencia condicionada está sujeta a esta ley de la naturaleza. Al contemplar esta Verdad, uno ve las características de la existencia. Uno ve que todas las cosas están sujetas a cambios. Todas las cosas no son satisfactorias. Todas las cosas no son el yo. Uno puede investigar estas características fundamentales de la naturaleza en el camino de la meditación andante.

➤ *La generosidad y la virtud*

El Buda continuamente enfatizó la importancia de la generosidad y la virtud. En el camino se puede reflexionar sobre la propia virtud o sobre los actos de generosidad. Camina arriba y abajo y pregúntate: "Hoy, ¿qué actos de bondad he hecho?".

Un profesor de meditación que conocía comentaba a menudo que una de las razones por las que los meditadores no pueden estar tranquilos es porque no han hecho suficiente bien durante el día. La bondad es un cojín para la tranquilidad, una base para la paz. Si hemos hecho actos de bondad durante el día -habiendo dicho una palabra amable, hecho una buena acción, sido generosos o compasivos- entonces la mente experimentará gozo y éxtasis. Esos actos de bondad, y la felicidad que de ellos se deriva, se convertirán en los factores condicionantes para la concentración y la paz. Los poderes de la bondad y la generosidad conducen a la felicidad y es esa felicidad sana la que forma la base para la concentración y la sabiduría.

El recuerdo de las buenas obras es un tema de meditación muy apropiado cuando la mente está inquieta, agitada, enojada o frustrada. Si la mente carece de paz, entonces recuerda tus acciones bondadosas pasadas. Esto no es para el propósito de construir tu ego, sino para el reconocimiento del poder de la bondad y la salubridad. Los actos de bondad, virtud y generosidad traen alegría a la mente, y la alegría es un Factor de Iluminación.

Recordar los actos de generosidad; reflexionar sobre los beneficios de dar; recordar la propia virtud; contemplar la pureza de la inofensividad, la pureza de la honestidad, la pureza de la corrección en las relaciones sexuales, la pureza de la veracidad, la pureza de la no confusión de la mente evitando los intoxicantes; todos estos recuerdos pueden servir como objetos de meditación en el camino.

Ahora sí, te deseo lo mejor en tus resultados, y recuerda, todo es práctica; no te sirve de nada la teoría sin acción.

Un fuerte abrazo, tu amigo, Jorge!

Por cierto, cuando logres conseguir tus resultados poco a poco, te recomiendo mucho, si deseas aprender a como mejorar tu espiritualidad personal y emocional, mi libro, sobre "COMO AUMENTAR TU ESPIRITUALIDAD EMOCIONAL Y PERSONAL", es un libro que estoy seguro de que te ayudara mucho en tu camino del "crecimiento personal, emocional y espiritual".

Sin más dilación, puedes encontrarlo en el buscador de Amazon, como: "Como aumentar tu espiritualidad emocional y personal" ó buscando mi nombre, como: "Jorge O. Chiesa"... Una vez más te deseo éxito en tus resultados!